I0783858

"La force réside dans l'embrassement de nos ombres, illuminant le chemin de la guérison."

Sommaire

Chapitre 1: Au seuil des ténèbres

Chapitre 2: Les masques du quotidien

Chapitre 3: Descente dans le labyrinthe

Chapitre 4: Les échos du passé

Chapitre 5: Fin de la Quête

Au seuil des ténèbres

Dévoiler la dépression : Au-delà des clichés

Dans notre voyage pour comprendre la dépression, il est crucial de commencer par démanteler les mythes et stéréotypes qui enveloppent souvent cette condition. La dépression n'est pas simplement une tristesse passagère, un manque de volonté ou un appel à l'attention. Je vous invite à plonger plus profondément dans la réalité complexe de la dépression, loin des simplifications et des jugements hâtifs.

La dépression est une maladie sérieuse qui touche des millions d'individus à travers le monde, transcendant l'âge, le genre, la situation socio-économique et les origines culturelles. Elle peut frapper inopinément, ne discriminant personne et pouvant profondément impacter la qualité de vie, les relations et la capacité à fonctionner au quotidien. Contrairement aux blessures physiques, dont les symptômes sont visibles, la dépression opère souvent dans l'invisibilité, masquant la souffrance intérieure derrière une façade de normalité.

Il est impératif de saisir que la dépression dépasse la simple tristesse. Elle englobe un éventail d'émotions et de symptômes, incluant une perte d'intérêt pour les activités jadis plaisantes, des altérations de l'appétit ou du sommeil, une fatigue persistante, des sentiments de désespoir ou de culpabilité inexpliqués, des difficultés de concentration, et dans les cas les plus sévères, des pensées suicidaires. Ces symptômes, constants et accablants, peuvent grandement affecter la vie quotidienne.

La dépression émerge d'une combinaison complexe de facteurs génétiques, biochimiques, environnementaux et psychologiques, ce qui complique sa compréhension et son traitement. Chaque individu expérimente la dépression différemment, avec ses propres déclencheurs et vécus. Reconnaître cette individualité est fondamental pour offrir un soutien et des soins adaptés.

Adopter une perspective empathique et sans préjugés envers la dépression est essentiel. Il est temps de briser le silence et la stigmatisation entourant la santé mentale. En discutant ouvertement

de la dépression, en partageant et écoutant les expériences vécues, nous pouvons commencer à éroder les stéréotypes et construire une société plus compréhensive. En tant que professionnels et communauté, nous devons aborder la dépression avec une plus grande nuance et empathie. Cela implique de s'informer, de rester ouverts aux vécus d'autrui et de reconnaître la dépression comme une condition sérieuse nécessitant de la compassion et un soutien professionnel. En acceptant la complexité de la dépression et en rejetant les clichés, nous pouvons offrir l'espace et les ressources nécessaires à ceux en besoin.

La dépression n'est pas une faiblesse ni un choix, mais un combat intérieur nécessitant force et courage. Le premier pas vers le rétablissement, souvent le plus difficile, est de reconnaître sa propre souffrance et de solliciter de l'aide. Dans un monde où l'indépendance et la résilience sont valorisées, admettre son besoin d'aide peut paraître comme une vulnérabilité. Cependant, c'est un acte de force immense et une preuve de profonde connaissance de soi.

La guérison de la dépression est possible, bien qu'elle puisse être semée d'embûches et de régressions. Chaque progression, peu importe sa taille, est une victoire significative. Il est crucial d'adopter une approche patiente et bienveillante envers soi-même et autrui, reconnaissant que le chemin vers la guérison est souvent long et non linéaire.

Notre société joue un rôle primordial dans la perception et la gestion de la dépression. La stigmatisation et les préjugés peuvent dissuader les personnes de chercher l'aide nécessaire. En modifiant notre discours et en adoptant une attitude plus inclusive, nous pouvons contribuer à créer un environnement bienveillant où la parole sur la santé mentale est libérée. Je crois fermement, en tant qu'écrivain et psychologue, au pouvoir des mots et des récits pour transformer les perceptions et encourager l'empathie. Chaque histoire de lutte et de guérison peut éclairer et offrir espoir à quelqu'un en détresse. Il est de notre devoir collectif de partager ces récits, non seulement pour éduquer, mais aussi pour réconforter ceux qui se sentent isolés dans leur souffrance.

La dépression, avec ses multiples visages, défie souvent nos compréhensions simplistes. En reconnaissant sa complexité, nous pouvons commencer à démanteler les barrières qui entravent le dialogue et l'accès aux soins. Cela implique d'embrasser les nuances de chaque expérience, d'écouter sans juger et d'offrir un soutien inconditionnel.

En conclusion, ce premier pas dans notre exploration de la dépression vise à établir une fondation solide de compréhension et de compassion. En dévoilant la réalité de la dépression, au-delà des clichés, nous ouvrons la porte à une conversation plus riche et plus empathique sur la

santé mentale. Ensemble, nous pouvons œuvrer à créer un monde où la souffrance mentale est accueillie avec la même sollicitude et le même respect que les maladies physiques, pavant ainsi la voie vers un avenir où le soutien et l'espoir sont accessibles à tous.

Le spectre de l'expérience : Comprendre la diversité

La dépression se manifeste sur un spectre large et diversifié, reflétant l'unicité de chaque personne qui la traverse. Ce spectre couvre une vaste gamme de symptômes, d'intensités et de manifestations, rendant la dépression particulièrement complexe à comprendre et à traiter. L'objectif est d'explorer cette diversité pour mieux appréhender la réalité multiforme de la dépression. Au sein de ce spectre, la dépression peut se glisser dans la vie d'une personne de manière insidieuse, se manifestant par un déclin progressif de l'intérêt ou du plaisir dans les activités quotidiennes, ou elle peut frapper soudainement, plongeant l'individu dans un état de détresse aiguë. Cette variabilité souligne la difficulté de reconnaître la dépression, tant pour les personnes affectées que pour leur entourage.

Les expériences de la dépression sont profondément influencées par un éventail de facteurs, tels que le contexte culturel, les antécédents familiaux, les expériences de vie et les conditions médicales ou psychologiques concomitantes. Ces éléments façonnent la manière dont les symptômes apparaissent et affectent la perception individuelle de la maladie, ajoutant une couche supplémentaire de complexité à sa compréhension.

Les répercussions de la dépression dépassent l'individu, affectant les relations familiales, amicales et professionnelles. Ceux qui luttent contre la dépression peuvent rencontrer des difficultés dans de nombreux aspects de leur vie, ce qui peut laisser leur entourage se sentir désemparé, ne sachant pas comment apporter un soutien efficace. Il est essentiel de souligner que la dépression n'est pas le résultat d'un manque de volonté ou de résilience. Les personnes atteintes font preuve d'une immense force face à leurs défis quotidiens. Reconnaître cette force est crucial pour leur apporter un soutien respectueux et admiratif, plutôt que de la pitié. Les chemins vers la gestion ou la guérison de la varient grandement, reflétant la diversité des expériences individuelles. Alors que certains trouvent du réconfort dans la thérapie et les médicaments, d'autres peuvent bénéficier d'approches alternatives ou du soutien de leur communauté. Cette absence de solution universelle souligne l'importance d'une prise en charge personnalisée et adaptée à chaque individu.

L'éducation et la sensibilisation autour de la dépression sont cruciales pour déstigmatiser cette condition et améliorer l'accès aux soins pour tous. En partageant des connaissances, en démontant les mythes et en mettant en avant la réalité de la dépression, il est possible de contribuer à un environnement plus accueillant et compréhensif.

Les histoires de ceux qui ont navigué à travers les eaux sombres de la dépression et qui ont trouvé des voies vers la lumière peuvent offrir espoir et inspiration à ceux qui sont encore dans la tourmente. Ces récits mettent en lumière la résilience humaine et la capacité à trouver de la joie et du sens malgré les obstacles.

Chaque personne est bien plus que ses symptômes dépressifs. Derrière chaque expérience se cache un individu complet, avec ses espoirs, ses passions et ses talents. En valorisant cette individualité, il est possible de reconnaître la personne dans son intégralité, au-delà de sa condition. La diversité des expériences de la dépression appelle à une approche empathique et nuancée, qui tienne compte de la complexité de chaque parcours. En développant une meilleure compréhension de cette

Premiers pas dans le voyage : Reconnaître les signes

diversité, il devient possible d'offrir un soutien plus adapté et plus significatif, favorisant ainsi un environnement où règnent compassion et compréhension. La dépression, souvent masquée par les exigences quotidiennes et la propension de l'individu à dissimuler sa souffrance, présente des signes qui, une fois reconnus, marquent le début d'un parcours crucial vers la compréhension et le rétablissement. Reconnaître les signes de la dépression n'est pas seulement essentiel pour ceux qui pourraient en souffrir, mais aussi pour leur entourage, qui joue un rôle vital dans le soutien et l'orientation vers l'aide nécessaire. Les premiers signes de la dépression peuvent varier considérablement d'une personne à l'autre, reflétant la complexité et la nature multifacette de cette condition. Certains peuvent ressentir une tristesse persistante, un sentiment d'engourdissement ou une perte d'intérêt pour des activités qui étaient auparavant source de plaisir. D'autres peuvent rencontrer des difficultés de sommeil, des changements dans l'appétit, ou une fatigue qui ne semble pas s'atténuer avec le repos.

Il est également courant que des symptômes moins immédiatement associés à la dépression, tels que l'irritabilité, l'anxiété ou des troubles de la concentration, soient présents. Ces signes peuvent être facilement attribués à d'autres facteurs de stress dans la vie, rendant la dépression plus difficile à identifier. Pourtant, lorsque ces symptômes persistent et commencent à interférer avec la vie quotidienne, ils peuvent indiquer la présence d'une dépression sous-jacente. Les pensées de dévalorisation, de culpabilité excessive ou d'inutilité sont également des indicateurs significatifs. Ces sentiments intérieurs peuvent ne pas être immédiatement visibles pour les autres, mais ils pèsent lourdement sur l'individu, influençant profondément sa perception de soi et sa capacité à fonctionner. Lorsque ces pensées s'accompagnent d'une perte d'espoir ou de pensées suicidaires, il est impératif de chercher immédiatement de l'aide professionnelle. Reconnaître ces signes chez soi ou chez un proche est un pas courageux vers l'acceptation de la nécessité d'aide. Cela peut être intimidant, en particulier dans un contexte où la santé mentale est encore souvent stigmatisée. Cependant, admettre la possibilité d'une dépression n'est pas un signe de faiblesse, mais plutôt un acte de force et un premier pas essentiel vers la guérison. Le processus de reconnaissance des signes de la dépression est souvent accompagné de sentiments mitigés, y compris le soulagement d'avoir identifié une cause possible des difficultés rencontrées, mais aussi la peur de l'inconnu et de la stigmatisation. Il est crucial à ce stade de s'entourer de personnes de confiance et de chercher des informations fiables pour naviguer dans cette période d'incertitude. L'ouverture à la conversation sur les sentiments et les expériences vécus peut être incroyablement libératrice. Parler de ses luttes avec des amis de confiance, des membres de la famille ou des professionnels de la santé mentale peut non seulement fournir un soutien émotionnel, mais aussi aider à démystifier la dépression et à réduire la stigmatisation qui l'entoure. Pour les proches de personnes présentant des signes de dépression, la réaction initiale peut varier de la confusion à la peur, en passant par la frustration. Il est important de répondre avec empathie, d'écouter sans juger et d'encourager doucement la recherche d'aide professionnelle. Offrir un soutien signifie parfois simplement être présent, fournir un espace sécurisé pour exprimer des sentiments et des pensées, ou aider à trouver des ressources adaptées. La recherche d'une évaluation professionnelle est une étape cruciale une fois que la dépression est soupçonnée. Les professionnels de la santé mentale peuvent offrir un diagnostic précis et élaborer un plan de traitement adapté aux besoins individuels. Ce plan peut inclure une combinaison de thérapie, de médication et de stratégies de soutien, adaptées pour aider l'individu à naviguer dans son parcours vers le rétablissement.

Il est également essentiel de reconnaître que le chemin vers le rétablissement peut varier en longueur et en intensité pour chacun, et qu'il peut être jalonné de défis. Cependant, avec le soutien adéquat et les ressources appropriées, il est possible de gérer efficacement la dépression et de retrouver une qualité de vie.

Ce voyage vers la reconnaissance et l'acceptation des signes de la dépression est un parcours important, marqué par le courage, la résilience et l'espoir. Chaque pas en avant, même s'il semble petit, est une progression vers la compréhension, la guérison et ultimement, vers un bien-être retrouvé.

Les masques du quotidien

La façade du bien-être : Comprendre le masque

Dans le paysage complexe de la santé mentale, la dépression se distingue par sa capacité à être simultanément omniprésente et invisible. Pour de nombreuses personnes, la nécessité de maintenir une façade de bien-être malgré une souffrance intérieure profonde devient une stratégie de survie quotidienne. Cette façade, souvent perçue comme un masque, permet de naviguer dans un monde où la vulnérabilité peut être mal interprétée ou jugée.

Ce masque du bien-être n'est pas porté sans raison. Il émerge souvent d'une combinaison de pressions sociales, de stigmatisation entourant la santé mentale et d'une méconnaissance profonde de ce que signifie réellement vivre avec la dépression. Dans de nombreux cas, le masque est une réponse au besoin perçu de se conformer aux attentes sociétales de productivité, de bonheur et de résilience inébranlable.

La construction de ce masque commence souvent subtilement. Un sourire forcé ici, une réponse automatique de "ça va" là, des rituels sociaux qui deviennent des actes de dissimulation plutôt que de véritables expressions de bien-être. Avec le temps, le masque peut devenir si intégré à l'identité de l'individu qu'il en oublie parfois qu'il le porte, même dans des moments de solitude.

Cependant, la réalité derrière le masque est tout autre. Sous la surface se trouve un tourbillon d'émotions et de pensées qui contredisent l'apparence extérieure. La tristesse, le vide, le désespoir et parfois une angoisse écrasante peuvent dominer l'expérience intérieure. Le contraste entre ce que l'on montre au monde et ce que l'on ressent réellement peut accentuer les sentiments d'isolement et d'incompréhension.

Porter ce masque a un coût. L'énergie nécessaire pour maintenir la façade du bien-être peut épuiser les ressources mentales et émotionnelles déjà limitées, laissant peu de place pour la guérison ou le rétablissement.

De plus, le masque peut créer une barrière entre l'individu et le soutien potentiel de son entourage, car les signes de détresse sont dissimulés, rendant difficile pour les amis et la famille de reconnaître la nécessité d'aide.

Il est important de reconnaître que le choix de porter le masque n'est pas un acte de déni ou d'ignorance de la propre souffrance de l'individu, mais plutôt une tentative de naviguer dans un environnement qui n'est pas toujours accueillant aux discussions ouvertes sur la santé mentale. La peur du jugement, de la stigmatisation ou même de la discrimination peut renforcer la décision de garder la lutte intérieure cachée.

Les conséquences du silence : L'impact caché

Dans le contexte de la dépression, le silence n'est pas simplement l'absence de parole ; c'est une ombre qui s'étend, influençant non seulement l'individu qui souffre en silence mais aussi son entourage, tissant un réseau complexe d'impacts souvent invisibles à l'œil nu. Ce silence, alimenté par la peur de la stigmatisation et le poids des attentes sociales, peut avoir des répercussions profondes et durables, affectant la qualité de vie, les relations et même le parcours de guérison.

Le premier impact de ce silence se fait sentir au niveau personnel. Lorsqu'une personne choisit de taire sa souffrance, elle se prive de la possibilité de recevoir du soutien et de l'empathie, des éléments pourtant cruciaux dans le processus de rétablissement. Cette rétention volontaire d'expression amplifie les sentiments d'isolement et de solitude, renforçant l'impression que personne ne peut comprendre ou aider. Le silence devient alors un mur entre l'individu et le monde extérieur, un mur qui, bien qu'invisible, est incroyablement difficile à franchir.

Au-delà de l'isolement personnel, le silence a également un impact sur les relations proches. Les amis, la famille et les partenaires peuvent se sentir déroutés par les changements dans le comportement ou l'humeur de leur proche, sans en comprendre la cause. Cette absence de communication peut conduire à des malentendus, des frustrations et parfois même à une détérioration des relations. Les proches peuvent percevoir le retrait émotionnel comme un manque d'intérêt ou d'affection, alors qu'il s'agit en réalité d'un symptôme de la lutte intérieure de l'individu. Le silence autour de la dépression a également des implications plus larges, contribuant à perpétuer la stigmatisation entourant la santé mentale. Chaque fois qu'une personne choisit de ne pas parler de sa souffrance, par peur du jugement ou de la discrimination, elle renforce involontairement l'idée que la dépression est un sujet tabou, une condition dont il faut avoir honte. Cette perpétuation du silence empêche non seulement l'individu de chercher de l'aide, mais dissuade également les autres de partager leur propre expérience, alimentant un cycle de silence et de stigmatisation.

Pour les personnes souffrant en silence, les conséquences peuvent s'étendre à leur santé physique. Le stress et l'anxiété associés à la gestion solitaire de la dépression peuvent avoir des effets néfastes sur le corps, augmentant le risque de problèmes de santé tels que les maladies cardiaques, l'hypertension et les troubles du sommeil. De plus, l'absence de dialogue sur leur état peut les amener à négliger leur bien-être physique, exacerbant les effets négatifs sur leur santé.

Dans le milieu professionnel, le silence sur la dépression peut conduire à une baisse de la productivité, à un désengagement et à un taux d'absentéisme plus élevé. Les individus peuvent lutter pour maintenir leurs performances, tout en cachant leur état émotionnel, ce qui peut conduire à un épuisement et à une détérioration supplémentaire de leur santé mentale. Le manque de sensibilisation et de soutien dans l'environnement de travail renforce la peur de parler et la nécessité de maintenir le masque du bien-être.

Face à ces multiples impacts, briser le silence devient un acte de résilience et de courage. Encourager les conversations ouvertes sur la dépression, tant dans les cercles personnels que dans des contextes plus larges, peut contribuer à démanteler les barrières du jugement et de la stigmatisation. Des initiatives de sensibilisation, des programmes de soutien en milieu de travail et des campagnes éducatives peuvent jouer un rôle clé dans la promotion d'une culture plus inclusive et empathique. L'importance d'un soutien professionnel dans ce contexte ne saurait être sous-estimée. Les thérapeutes, les conseillers et les psychiatres peuvent offrir un espace sécurisé et non jugeant où l'individu peut exprimer librement ses pensées et ses émotions, commençant ainsi le processus de guérison. De plus, la participation à des groupes de soutien peut fournir une sensation de communauté et de compréhension mutuelle, montrant à l'individu qu'il n'est pas seul dans son expérience. En définitive, comprendre et aborder les conséquences du silence autour de la dépression est une étape cruciale vers la création d'une société où la souffrance mentale est accueillie avec compassion plutôt que cachée par peur. En reconnaissant l'impact caché de ce silence, on peut commencer à construire des ponts de communication et de soutien, ouvrant la voie à un environnement plus sain et plus connecté pour tous.

La prise de conscience de ce masque est la première étape pour comprendre les défis auxquels sont confrontées les personnes souffrant de dépression. Reconnaître l'existence du masque, tant chez soi que chez les autres, peut ouvrir la voie à des conversations plus authentiques sur le bien-être mental et encourager un environnement dans lequel le soutien et la compréhension remplacent le jugement et la stigmatisation.

Pour ceux qui se sentent pris au piège derrière leur masque, il est essentiel de savoir qu'il existe des espaces et des personnes prêtes à accueillir leur véritable expérience sans jugement. Que ce soit à travers des conversations avec des amis de confiance, des rencontres avec des professionnels de la santé mentale ou même la participation à des groupes de soutien, il est possible de trouver des lieux où la vulnérabilité est non seulement acceptée, mais encouragée.

Démystifier la nécessité du masque implique également de défier collectivement les normes sociales qui dictent comment nous devrions apparaître ou nous sentir. En cultivant une culture plus inclusive et empathique, où la diversité des expériences émotionnelles est reconnue et valorisée, nous pouvons tous contribuer à un environnement où le masque n'est plus nécessaire.

En fin de compte, la façade du bien-être, bien que compréhensible comme mécanisme de défense, ne doit pas devenir un obstacle permanent à la recherche de soutien et à l'expression authentique des émotions. Briser le cycle du masque nécessite du courage, du soutien et un engagement envers la compréhension mutuelle. C'est à travers cette démarche que les individus peuvent commencer à se sentir moins isolés dans leur expérience de la dépression et plus connectés à un réseau de soutien bienveillant et empathique.

Vers l'authenticité : Briser le cycle

Le voyage vers l'authenticité, particulièrement dans le contexte de la dépression, est un parcours qui demande courage, patience et résilience. Briser le cycle du silence et du masquage des vrais sentiments n'est pas une tâche aisée, mais c'est une étape cruciale pour embrasser pleinement son vécu et rechercher une guérison véritable. Cela implique de dépasser la peur du jugement pour partager ses expériences et ses émotions de manière honnête et ouverte.

L'authenticité commence par l'acceptation de soi, reconnaissant que la dépression est une partie de l'expérience de vie, mais ne définit pas l'individu dans sa totalité. Accepter sa condition peut être libérateur, car cela permet de reconnaître la nécessité d'aide et de soutien sans se laisser submerger par la honte ou la culpabilité. Cela nécessite une introspection profonde et parfois le courage de se confronter à des aspects de soi-même qui ont été longtemps ignorés ou cachés.

La communication joue un rôle pivot dans ce processus. Parler ouvertement de ses luttes peut non seulement alléger le fardeau personnel, mais aussi encourager d'autres à partager leurs propres expériences, créant ainsi un sentiment de solidarité et de compréhension mutuelle. Cela peut se faire à travers des conversations avec des amis de confiance, des séances de thérapie, ou même à travers des plateformes qui permettent l'expression personnelle, comme l'écriture, l'art ou la musique. La vulnérabilité, bien qu'effrayante, est au cœur de l'authenticité. Elle permet une connexion réelle et significative avec les autres, montrant que derrière chaque visage, il y a une histoire complexe et une lutte qui mérite d'être entendue. La vulnérabilité peut transformer la perception de la faiblesse en une source de force et d'empotement, renversant les stigmates associés à la dépression.

Pour briser efficacement le cycle, il est également essentiel de cultiver un environnement de soutien. Cela inclut la recherche de communautés, en ligne ou en personne, où les expériences de santé mentale sont partagées et valorisées. Les groupes de soutien, les forums et les organisations dédiées à la santé mentale peuvent offrir des ressources précieuses et un sentiment d'appartenance.

Les professionnels de la santé mentale jouent un rôle crucial dans ce voyage vers l'authenticité. Ils peuvent fournir des outils et des stratégies pour naviguer dans les défis de la dépression, tout en offrant un espace sûr pour explorer ses sentiments et ses pensées les plus profonds. La thérapie peut être une opportunité de comprendre les origines de la dépression, de travailler sur les croyances et les comportements auto limitants, et de développer de nouvelles façons de s'engager avec soi-même et avec le monde. La promotion d'une culture plus ouverte et inclusive envers la santé mentale est également essentielle. Cela implique de défier activement activement les stéréotypes et les préjugés, d'éduquer les autres sur la nature complexe de la dépression, et de plaider pour des politiques et des pratiques qui soutiennent le bien-être mental dans tous les aspects de la société, du lieu de travail aux établissements éducatifs.

L'authenticité, en fin de compte, est un voyage continu, non une destination. Elle exige de s'adapter et de se réinventer face aux changements de la vie et aux défis de la dépression. Cependant, en choisissant l'authenticité, les individus peuvent non seulement améliorer leur propre bien-être, mais aussi contribuer à un changement culturel plus large, où la santé mentale est abordée avec compassion, compréhension et respect. Embrasser son authenticité dans le contexte de la dépression est une démarche puissante qui non seulement favorise la guérison personnelle, mais inspire aussi les autres à faire de même. En partageant ouvertement les expériences de vie, en acceptant le soutien et en cultivant des environnements inclusifs, il est possible de transformer la manière dont la dépression est perçue et vécue.

Descente dans le labyrinthe

L'Éveil à la Complexité

La descente dans le labyrinthe de la dépression débute souvent par un éveil soudain ou progressif à la complexité de cette condition. Ce moment de prise de conscience peut se manifester comme une révélation intime, où l'on se rend compte que la lutte intérieure dépasse de loin les simples humeurs ou les mauvais jours. C'est un tournant où l'individu commence à voir la dépression non pas comme un visiteur passager, mais comme un labyrinthe aux multiples facettes qu'il faut naviguer.

Cette prise de conscience de la complexité peut survenir à travers différents canaux. Pour certains, c'est la persistance des symptômes qui éveille l'attention; le brouillard émotionnel ne se lève pas, et les activités jadis plaisantes perdent leur couleur. Pour d'autres, c'est une prise de conscience plus intellectuelle ou émotionnelle, où la réflexion personnelle ou un événement déclencheur amène à reconnaître les profondeurs de leur malaise.

Dans ce processus d'éveil, les individus commencent à reconnaître la multitude de façons dont la dépression affecte leur vie. Ce n'est pas seulement une affaire de tristesse ou de manque d'énergie; c'est aussi la manière dont les pensées se tordent vers le négatif, comment les interactions sociales deviennent épuisantes, ou comment le sommeil ne semble plus apporter de repos. Cette reconnaissance des symptômes et de leur impact marque les premiers pas dans le labyrinthe, où chaque couloir et chaque tournant révèle de nouvelles nuances de la condition.

L'éveil à la complexité de la dépression est souvent accompagné d'un mélange d'émotions. Il peut y avoir une peur face à l'ampleur de la tâche de navigation dans ce labyrinthe, une tristesse pour les pertes subies en chemin, mais aussi, étonnamment, une sorte de soulagement. Nommer son adversaire reconnaître la dépression pour ce qu'elle est peut apporter Nommer son adversaire reconnaître la dépression pour ce qu'elle est peut apporter un certain pouvoir. C'est le début de la transformation de l'impuissance en action, même si cette action n'est que la reconnaissance et l'acceptation initiales.

Cet éveil est aussi un appel à la patience et à la compassion envers soi-même. Comprendre la complexité de la dépression permet de se défaire de l'autocritique qui accompagne souvent les luttes de santé mentale. Reconnaître que les difficultés rencontrées ne sont pas dues à un manque de volonté ou à des défauts de caractère, mais plutôt à une condition profondément enracinée et multifacette, peut alléger le poids de la culpabilité et ouvrir la voie à un esprit plus indulgent et curatif.

Naviguer dans le labyrinthe de la dépression exige de reconnaître que les solutions simples ou rapides sont rarement efficaces. Chaque personne doit trouver son propre chemin à travers les défis uniques que la condition présente. Cela peut impliquer une exploration de différentes formes de thérapie, de médication, de changements de mode de vie, et surtout, d'une introspection profonde. La quête pour comprendre la propre version de la dépression de chacun est en soi un voyage à travers le labyrinthe, cherchant des clés dans les coins les plus obscurs de l'esprit. L'éveil à la complexité est également un appel à la solidarité et au soutien mutuel. Reconnaître la profondeur et la diversité des expériences de dépression peut encourager à chercher du soutien et à offrir une oreille compatissante aux autres. Les groupes de soutien, les forums en ligne et les conversations ouvertes avec des amis et des membres de la famille peuvent tous jouer un rôle crucial dans le processus de navigation dans le labyrinthe, offrant des lumières de guidage dans les moments les plus sombres.

En fin de compte, l'éveil à la complexité de la dépression n'est pas seulement une reconnaissance des défis à venir, mais aussi un pas vers la prise de pouvoir sur sa propre vie. En comprenant la nature multifacette de la dépression, les individus peuvent commencer à démanteler les murs du labyrinthe pièce par pièce, en trouvant des voies vers la guérison qui résonnent avec leur expérience unique. Ce n'est qu'en embrassant pleinement cette complexité que l'on peut espérer trouver la sortie du labyrinthe et marcher vers une lumière plus brillante et un avenir plus prometteur.

Chemins Entrelacés : Naviguer dans les Émotions

Au cœur du labyrinthe de la dépression se trouve un entrelacs complexe d'émotions et de pensées, semblable à un dédale où chaque couloir résonne d'échos de sentiments divers. Naviguer dans cet espace émotionnel ne ressemble à aucun chemin linéaire; c'est une expérience où les sentiments de tristesse, de peur, de colère, voire d'espoir, s'entremêlent, rendant chaque pas incertain et chargé de réflexion.

Le voyage à travers ce labyrinthe émotionnel commence souvent par la reconnaissance que les émotions ressenties ne sont ni unidimensionnelles ni statiques. Elles fluctuent et se transforment, influencées par des pensées, des souvenirs et des interactions quotidiennes. Cette dynamique peut parfois rendre difficile de distinguer où une émotion commence et où une autre se termine, ajoutant à la complexité de la navigation.

Accepter cette fluidité émotionnelle est essentiel pour avancer. Comprendre que les émotions sont des réponses naturelles à nos expériences, et non des entités fixes à combattre ou à fuir, peut alléger le fardeau de la lutte interne. Reconnaître la validité de chaque émotion, quelle qu'elle soit, permet de créer un espace de guérison où l'autocompassion peut fleurir.

Dans ce dédale, il devient crucial de développer des stratégies pour distinguer les chemins qui mènent vers la compréhension de soi de ceux qui s'enfoncent davantage dans la confusion. La pleine conscience et la réflexion sont des outils puissants dans cette quête. En observant les émotions sans jugement, en les accueillant telles qu'elles se présentent, on peut apprendre à comprendre leur origine et ce qu'elles peuvent enseigner sur le soi intérieur et sur le monde environnant.

Les moments de découragement sont inévitables dans ce voyage. Des sentiments d'impuissance peuvent survenir lorsqu'une route apparemment claire se révèle être une impasse. Pourtant, c'est dans ces moments que la résilience se construit. Chaque retour en arrière est une opportunité d'apprendre, de croître et de tracer un nouveau chemin basé sur une compréhension plus profonde de soi. La recherche de sens dans le chaos des émotions est une démarche personnelle, unique à chaque individu. Pour certains, la créativité peut être une boussole précieuse, transformant les sentiments en art, en musique ou en écriture, et offrant une voie d'expression lorsque les mots manquent. Pour d'autres, le soutien d'amis, de famille ou de professionnels de la santé mentale offre une perspective extérieure qui aide à démêler les fils emmêlés des émotions.

La communication ouverte avec des personnes de confiance peut agir comme un fil d'Ariane dans ce labyrinthe, offrant des points de repère et des rappels de l'existence d'un monde au-delà des murs de la dépression. Partager ses émotions, ses peurs et ses espoirs permet non seulement de se sentir moins seul mais aussi de recevoir des réponses et des encouragements qui éclairent de nouvelles voies à explorer.

Il est important de se rappeler que la navigation dans ce labyrinthe émotionnel n'est pas une course. Il n'y a pas de ligne d'arrivée où toutes les réponses sont clairement définies ou où toutes les émotions difficiles sont résolues. C'est plutôt un processus continu d'apprentissage, d'adaptation et de croissance personnelle, où chaque découverte sur soi-même ajoute une pièce au puzzle de la vie.

En récapitulatif, la traversée des chemins entrelacés de la dépression est un voyage vers une compréhension plus profonde de soi et de la manière dont les émotions façonnent l'expérience humaine. Bien que le chemin puisse être sinueux et parsemé d'obstacles, chaque pas en avant est un acte de courage et un testament de la capacité humaine à rechercher la lumière, même dans les recoins les plus sombres du labyrinthe.

Vers la Lumière Intérieure : La Quête de Sens

Au cœur du labyrinthe que représente la dépression, il existe une quête silencieuse mais puissante : celle de la lumière intérieure et du sens. Cette quête est loin d'être simple ou linéaire ; elle ressemble davantage à une exploration profonde et personnelle, où chaque individu doit naviguer à travers ses propres ténèbres pour trouver des éclats de compréhension et de révélation.

Cette quête de sens commence souvent par des questions fondamentales que l'on se pose face à la dépression. Pourquoi moi ? Quel est le but de cette souffrance ? Y a-t-il une lueur d'espoir quelque part dans cette obscurité ? Ces interrogations, bien que troublantes, sont le terreau fertile d'une introspection significative, propulsant l'individu sur le chemin du rétablissement et de la découverte de soi.

Chercher un sens dans la souffrance de la dépression peut sembler paradoxal au premier abord. Cependant, cette exploration n'est pas tant une recherche de justification qu'une quête pour trouver des ancrages qui rendent le voyage à travers le labyrinthe plus supportable et, finalement, plus significatif. Ces ancrages peuvent prendre la forme de petits moments de joie, de connections humaines, de réalisations personnelles, ou même de la simple acceptation de l'état émotionnel actuel.

Dans cette exploration, la créativité joue un rôle crucial. Elle offre un canal pour exprimer les sentiments les plus profonds et les plus complexes, souvent ceux que les mots ne peuvent saisir. Que ce soit à travers l'écriture, la peinture, la musique ou toute autre forme d'art, la créativité permet à l'individu de dialoguer avec son moi intérieur, d'apporter de la clarté à ses émotions et de trouver une expression cathartique pour sa douleur.

La littérature, en particulier, peut servir de guide précieux dans cette quête de sens. Les récits d'autres personnes, qu'ils soient fictifs ou réels, offrent des perspectives diverses sur la condition humaine, la résilience et la capacité de trouver de la lumière même dans les moments les plus sombres. En explorant les profondeurs de la littérature, on peut découvrir des échos de sa propre expérience et des fils conducteurs vers une compréhension plus profonde de soi.

La méditation et la pleine conscience sont également des compagnons de voyage essentiels dans cette quête. En s'ancrant dans le moment présent et en observant ses pensées et émotions sans jugement, l'individu peut commencer à démêler le nœud complexe de sentiments qui caractérise la dépression. Cette pratique peut illuminer le chemin vers la lumière intérieure, révélant des instants de paix et de sérénité au milieu du chaos émotionnel.

Le soutien d'une communauté ou d'un thérapeute peut également enrichir cette quête de sens. Partager son voyage avec ceux qui comprennent ou qui sont équipés pour guider peut apporter une nouvelle dimension à la recherche de compréhension. Ces conversations, qu'elles soient formelles ou informelles, peuvent ouvrir de nouvelles portes de perception et encourager des réflexions qui n'auraient peut-être pas émergé en solitude.

La quête de sens dans la dépression n'est pas une solution miracle ni une fin en soi. Elle est plutôt une voie vers l'acceptation, un chemin pavé de petites révélations qui, ensemble, peuvent alléger le fardeau de la souffrance. Chaque prise de conscience, chaque moment de connexion ou de beauté, s'ajoute à un tableau plus vaste, contribuant à une vision plus riche et plus nuancée de la vie.

Cette quête est, au fond, une invitation à explorer les profondeurs de son âme, à poser des questions difficiles et à être ouvert aux réponses, quelle que soit leur forme. Il s'agit de trouver une lumière qui, bien que fragile et parfois vacillante, est profondément à soi. En se rapprochant de cette lumière intérieure, on peut commencer à percevoir le labyrinthe non pas comme un piège, mais comme un terrain d'apprentissage, où chaque détour enseigne la résilience, la force et, finalement, la capacité de trouver du sens même dans l'obscurité la plus profonde.

Les échos du passé

Résonances et Réminiscences

Dans le dédale complexe de la psyché humaine, les souvenirs et les expériences passées ne sont pas de simples réminiscences inertes ; ils sont plutôt comme des échos qui résonnent à travers le temps, influençant nos pensées, nos émotions et nos comportements de manière subtile mais puissante. Cette interaction dynamique entre le passé et le présent est au cœur de la compréhension de soi et de la navigation dans le processus de guérison.

Chaque individu porte en lui un ensemble unique de résonances, forgé par les expériences vécues, les joies et les peines, les victoires et les traumatismes. Ces échos du passé ne se manifestent pas toujours de manière évidente ; ils peuvent se dissimuler derrière des réactions émotionnelles apparemment disproportionnées à des événements actuels, des schémas relationnels répétitifs, ou même des choix de vie apparemment inexplicables. Prendre conscience de ces résonances est comme écouter attentivement une mélodie complexe, où chaque note est chargée de significations multiples.

La réminiscence, dans ce contexte, n'est pas simplement un acte de mémoire ; c'est une immersion dans les couches profondes de l'expérience personnelle, un voyage à travers les strates de la mémoire où les souvenirs, qu'ils soient doux ou douloureux, sont revisités et réévalués. Ce processus peut révéler comment les événements passés continuent de façonner le présent, souvent de manière inattendue. La réflexion sur les échos du passé nécessite une approche nuancée et empathique. Il est essentiel d'aborder ces souvenirs avec une douceur et une patience infinies, reconnaissant que chaque fragment de mémoire porte en lui une multitude d'émotions et de significations. Parfois, ces résonances peuvent être source de force et de résilience, témoignant de la capacité à surmonter les adversités. D'autres fois, elles peuvent révéler des blessures encore à vif, des moments de fragilité qui nécessitent attention et soin.

Le dialogue avec le passé est une danse délicate entre l'acceptation et la transformation. Accepter ne signifie pas se résigner à être défini par ses expériences antérieures, mais plutôt reconnaître leur influence tout en se donnant la permission de forger un nouveau chemin. C'est dans cet espace d'acceptation que le potentiel de transformation réside ; en reconnaissant et en honorant nos résonances et réminiscences, nous ouvrons la voie à une renaissance de soi.

La littérature, avec sa riche tapisserie de personnages, de récits et d'émotions, offre un miroir dans lequel ces échos du passé peuvent être reflétés et explorés. Les récits, qu'ils soient fictifs ou ancrés dans la réalité, nous permettent de voir nos propres résonances sous un nouveau jour, offrant des perspectives et des compréhensions qui peuvent échapper à l'analyse directe. Dans les pages d'un livre, les thèmes de la résilience, de la perte, de l'amour et de la transformation sont explorés avec une profondeur qui transcende le personnel et touche à l'universel. Aborder les échos du passé n'est pas un voyage que l'on doit entreprendre seul. Le soutien de thérapeutes, de conseillers ou de groupes de soutien peut fournir un espace sécurisé pour dévoiler et travailler à travers les complexités du passé. Ces guides expérimentés peuvent aider à naviguer dans les méandres de la mémoire, à déchiffrer les résonances complexes et à faciliter le processus de guérison.

Résonner avec les échos du passé, c'est finalement apprendre à composer une nouvelle mélodie pour l'avenir. En écoutant attentivement et en embrassant pleinement la richesse de notre histoire personnelle, nous pouvons trouver non seulement une paix intérieure, mais aussi une inspiration pour avancer avec une nouvelle compréhension de soi et du monde qui nous entoure. Ce voyage à travers les réminiscences et les résonances est un témoignage de la résilience humaine et de notre capacité perpétuelle à trouver de la lumière, même dans les ombres les plus profondes de notre expérience.

Déterrer et Confronter : Souvenir lointain

Dans le voyage introspectif qu'est la guérison, il arrive un moment où il devient nécessaire de déterrer et de confronter les fragments du passé qui continuent de hanter le présent. Ce processus, loin d'être un acte de simple remémoration, est une démarche profonde et souvent courageuse de mise à jour des racines de nos émotions et comportements actuels.

Cette confrontation avec le passé n'est pas une quête pour attribuer des fautes ou pour demeurer dans les regrets, mais plutôt une exploration pour comprendre comment les expériences vécues ont façonné nos perceptions, nos croyances et nos réactions émotionnelles. C'est une démarche qui exige une honnêteté brutale avec soi-même, ainsi qu'une volonté de faire face à des vérités qui peuvent être inconfortables ou douloureuses.

Déterrer ces fragments du passé implique souvent de revisiter des souvenirs qui ont été sciemment ou inconsciemment enfouis. Ces souvenirs, même flous ou fragmentés, portent en eux les clés de nombreuses énigmes émotionnelles. Ils peuvent révéler des schémas de pensée et de comportement qui, bien que développés comme mécanismes de défense ou de survie, peuvent ne plus servir l'individu dans le contexte actuel.

La confrontation avec ces aspects du passé est, en essence, un dialogue entre le moi actuel et les versions antérieures de soi. Ce dialogue n'est pas toujours facile ; il peut évoquer un tourbillon d'émotions, allant de la tristesse à la colère, en passant par le pardon et la compassion. Chaque émotion déterrée, chaque souvenir confronté, est un pas vers la libération des chaînes invisibles qui entravent le potentiel de croissance et de bonheur.

Le rôle de la littérature et de l'écriture dans ce processus ne peut être sous-estimé. À travers les récits, qu'ils soient personnels ou empruntés à la grande mosaïque de la littérature mondiale, l'individu peut trouver des parallèles, des leçons et des inspirations. Écrire sur ses propres expériences, en particulier, peut être un acte puissant de reprise de contrôle sur son récit personnel, transformant la douleur et la confusion en histoires de résilience et de persévérance. L'accompagnement par un professionnel de la santé mentale peut s'avérer indispensable dans ce processus. Un thérapeute, par son écoute et ses interventions, peut aider à naviguer à travers les eaux parfois troubles du passé, offrant des perspectives et des stratégies pour traiter les découvertes douloureuses de manière saine et constructive. Ce guide peut également fournir le soutien émotionnel nécessaire pour traverser les moments de vulnérabilité inhérents à cette démarche.

Il est important de reconnaître que la confrontation avec le passé n'est pas un événement isolé, mais plutôt une partie intégrante d'un processus croissance personnelle. Chaque souvenir déterré, chaque émotion confrontée, enrichit la compréhension de soi et forge un chemin vers une vie plus consciente et épanouie.

Cette quête pour déterrer et confronter le passé est, en fin de compte, un acte d'amour envers soi-même. C'est reconnaître que, pour avancer vers un avenir plus lumineux, il faut avoir le courage de faire face aux ombres du passé. C'est dans cette confrontation que l'on peut trouver non seulement des réponses, mais aussi une paix intérieure profonde et une capacité renouvelée à accueillir la vie dans toute sa complexité.

En abordant ces défis avec courage, patience et compassion, l'individu peut transformer les échos douloureux du passé en leçons de vie précieuses, ouvrant ainsi la voie à une existence plus authentique et enrichie. Ce voyage, bien que semé d'embûches, est un témoignage éloquent de la capacité humaine à se réinventer et à trouver dans les profondeurs de son histoire personnelle les graines de la guérison et de la renaissance.

Guérison et Transformation : Un chemin vers la lumière

Au-delà de la confrontation avec les ombres du passé se dessine un horizon de guérison et de transformation. Ce passage n'est pas marqué par une rupture abrupte avec les douleurs anciennes, mais par un processus graduel de réconciliation avec soi-même et d'évolution vers un état de bien-être renouvelé.

La guérison commence avec l'acceptation, non pas dans le sens de la résignation, mais comme une reconnaissance des réalités de son histoire personnelle et de ses impacts. C'est dans cet espace d'acceptation que les graines de la transformation peuvent prendre racine. Accepter ne signifie pas oublier ou excuser les douleurs passées, mais plutôt les intégrer dans le récit plus large de sa vie, en leur donnant un sens qui transcende la souffrance.

La transformation, à son tour, implique une réorientation de soi. Elle naît de la prise de conscience que les épreuves endurées ont le potentiel de forger une résilience inébranlable et une empathie profonde, non seulement envers soi-même mais aussi envers autrui. C'est un voyage qui redéfinit les perceptions de la force et de la vulnérabilité, révélant
comment nos expériences les plus difficiles peuvent devenir nos plus grands enseignements.

Dans ce processus, l'art et la littérature se révèlent être des compagnons de guérison inestimables. Ils offrent des véhicules pour l'expression de l'âme, permettant de canaliser les émotions complexes en créations qui parlent à l'universel. À travers l'écriture, la peinture, la musique ou toute autre forme d'expression artistique, on peut dialoguer avec ses douleurs et ses espoirs, les transformant en œuvres qui touchent et inspirent.

L'acte de créer devient alors une méditation, un rituel de guérison qui apaise et revitalise. Chaque œuvre, qu'elle soit destinée à un public ou qu'elle reste une conversation privée avec soi-même, est un pas vers la compréhension et la paix intérieure. Dans le sillage de la créativité, les cicatrices du passé peuvent être vues non comme des stigmates de faiblesse, mais comme des marques de survie et de croissance.

La transformation personnelle est également nourrie par le partage et la connexion. Partager ses histoires, ses luttes et ses triomphes crée des ponts d'empathie et de soutien mutuel. Que ce soit dans des groupes de soutien, des cercles d'amis ou des communautés en ligne, chaque partage est une occasion de se voir reflété dans les autres et de reconnaître l'universalité de la quête humaine pour la guérison.

La relation thérapeutique joue également un rôle clé dans ce chapitre de guérison. Un thérapeute ou un conseiller peut fournir le miroir et le guide nécessaires pour naviguer à travers les complexités de la guérison. Ils offrent non seulement des outils et des stratégies pour gérer les défis émotionnels, mais aussi un espace sécurisé où l'on peut explorer librement les profondeurs de son être.

La transformation implique souvent de redéfinir ses valeurs, ses objectifs et ses aspirations. C'est un réalignement de soi avec ses vérités les plus profondes, une redécouverte de ce qui apporte la joie, la passion et le sens à la vie. Cette redéfinition peut conduire à de nouveaux chemins, à des changements de carrière, à des hobbies inexplorés ou à des engagements dans des causes qui résonnent avec les leçons apprises du passé.

La guérison et la transformation sont donc moins une destination finale qu'un cheminement continu. C'est une danse entre le faire face à ses ombres et le célébrer sa lumière, entre le reconnaître ses blessures et le embrasser sa force. Dans cette danse, chaque pas, qu'il soit petit ou grand, est un mouvement vers une version plus authentique, plus résiliente et plus épanouie de soi-même. Naviguer à travers la guérison et la transformation est un témoignage de la capacité extraordinaire de l'humain à se réinventer, à trouver la beauté dans les brisures et à tisser une tapisserie de vie riche et multicolore à partir des fils parfois ternes du passé. C'est dans cette alchimie intérieure que l'on découvre non seulement la possibilité de vivre au-delà de la souffrance, mais aussi de s'épanouir grâce à elle.

Fin de la Quête

Dans les pages de ce livre, nous avons entrepris un voyage intime à travers les profondeurs de la dépression, cette condition complexe qui tisse silencieusement ses fils à travers le tissu de nombreuses vies. Nous avons exploré les réalités nuancées de cette expérience, reconnaissant sa nature multifacette et les diverses voies qu'elle peut emprunter dans la vie de chacun. Ce voyage, loin d'être linéaire, nous a invités à plonger dans les méandres de nos propres psychés, à affronter nos ombres et à chercher la lumière de la compréhension et de la compassion.

Nous avons débuté notre exploration en dévoilant la dépression, en la dépouillant de ses stigmates et clichés, pour révéler son vrai visage : une condition sérieuse et profondément humaine qui mérite notre attention et notre empathie. Nous avons vu comment, cachée derrière les masques du quotidien, la dépression tisse son influence subtile, souvent invisible aux yeux des autres et parfois même à nos propres yeux. Nous avons appris à reconnaître les signes, à écouter les échos silencieux de la détresse qui peuvent se manifester de manière inattendue, dans l'espoir d'apporter une aide et une compréhension là où elles sont le plus nécessaires.

Dans notre quête pour comprendre, nous avons également exploré la diversité des expériences de la dépression, reconnaissant qu'aucune histoire n'est identique et que chaque personne porte en elle un univers d'émotions, de luttes et d'espoirs. Cette reconnaissance de la diversité nous a conduits à une compassion plus profonde, à une empathie qui embrasse les nuances et les complexités de la condition humaine.

Nous avons marché à travers le labyrinthe des émotions,

reconnaissant que le chemin vers la guérison n'est pas direct mais sinueux, rempli de défis mais aussi de possibilités de croissance et de transformation. Nous avons appris que dans chaque descente dans l'obscurité, il y a des leçons à tirer, des forces à découvrir et, finalement, une lumière intérieure à rallumer.

En déterrant les résonances du passé, nous avons confronté les ombres

nos histoires, nous trouvons la clé pour débloquer les portes de notre propre guérison. Cette confrontation, bien qu'exigeante, est un pas courageux vers la liberté, vers la réclamation de notre récit personnel et notre intégrité.

La guérison, nous l'avons vu, est un voyage sans fin, une quête constante de compréhension, d'acceptation et de renouvellement. Elle est semée d'embûches mais aussi illuminée par des moments de grâce, où nous découvrons que, même dans nos luttes les plus profondes, il y a une beauté indomptable, un esprit qui aspire à s'élever au-dessus des ténèbres.

Alors que nous clôturons ce chapitre de notre voyage, je vous invite à emporter avec vous les leçons apprises, les perspectives gagnées et les histoires partagées. Que ce livre serve de phare dans vos moments de doute, un rappel que, même dans les profondeurs de la dépression, il y a espoir, il y a guérison, et surtout, il y a une communauté de cœurs et d'esprits qui marchent avec vous.

Que ce voyage à travers les pages ne soit pas la fin, mais un début, un appel à ouvrir les conversations, à briser les silences et à bâtir des ponts de compassion et de compréhension. Ensemble, dans la chaleur de notre humanité partagée, nous pouvons créer un monde où la souffrance mentale est accueillie non pas avec jugement, mais avec le cœur ouvert, où chaque personne est vue, entendue et soutenue dans sa quête de bien-être.

Avec gratitude et espoir, je vous invite à porter cette lumière de compassion et de conscience dans vos propres vies et celles des autres. Dans le tissage de nos histoires individuelles, nous découvrons la trame d'une humanité plus aimante et plus résiliente. Ensemble, pas à pas, nous pouvons marcher vers un avenir où la guérison est accessible à tous, un avenir où chaque âme trouve sa voie vers la lumière.

Reflets Intérieurs : Vos Pensées et Ressentis

Cher lecteur, chère lectrice,

À la fin de ce voyage à travers les différents aspects de la dépression, nous vous invitons à un moment d'introspection. Les pages suivantes sont un espace pour vous, un lieu pour exprimer vos pensées, vos ressentis, et toute réflexion que ce livre a pu éveiller en vous. Que vous ayez trouvé des échos de votre propre expérience dans ces pages, ou que de nouvelles perspectives vous aient été révélées, ce moment est le vôtre. Notez ce qui vous vient à l'esprit, sans jugement, qu'il s'agisse de sentiments, de questions, ou d'inspirations.
Cet espace est le vôtre, pour mettre des mots sur ce que vous ressentez, pour tracer votre propre chemin de compréhension ou simplement pour laisser une trace de votre passage ici.

Avec toute notre considération,
Takumi Klug

www.ingramcontent.com/pod-product-compliance
Lightning Source LLC
Chambersburg PA
CBHW051357250726

48656CB00006B/2139